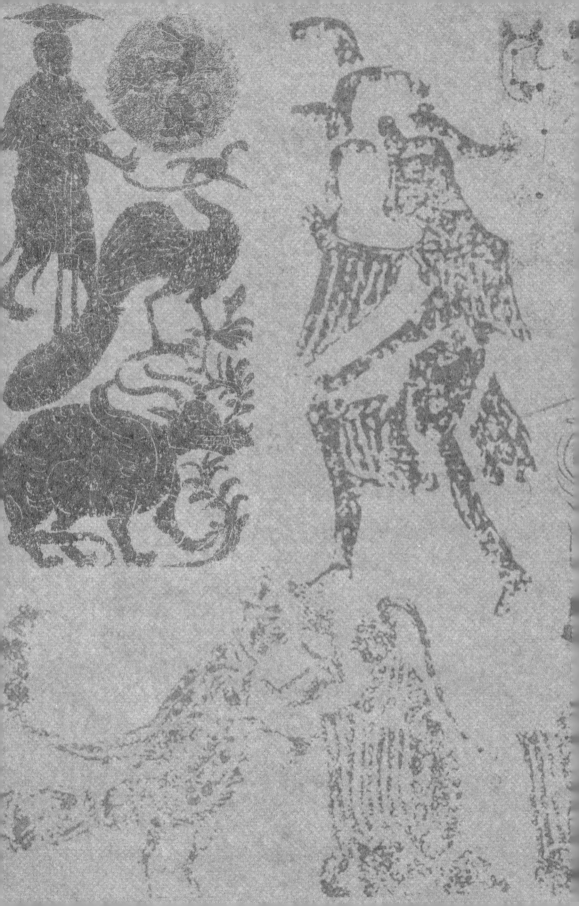

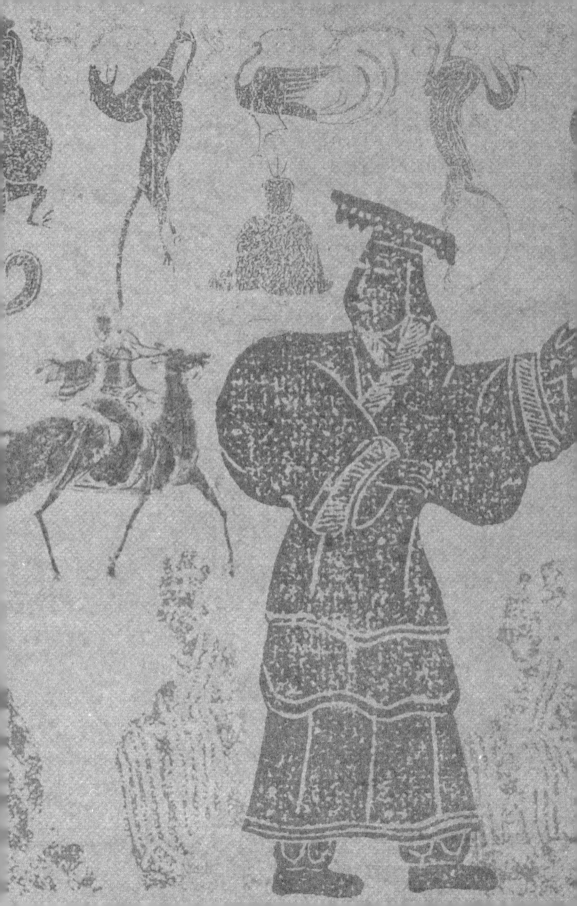

中国古医籍整理丛书

揣摩有得集

清·张朝震　著

刘桂荣　刘　娟　姚文轩　校注

中国中医药出版社

·北　京·

图书在版编目（CIP）数据

揣摩有得集/（清）张朝震著；刘桂荣，刘娟，姚文轩
校注．—北京：中国中医药出版社，2015.12
（中国古医籍整理丛书）
ISBN 978 - 7 - 5132 - 3088 - 9

Ⅰ．①揣…　Ⅱ．①张…②刘…③刘…④姚…　Ⅲ．①方书 - 中
国 - 清代　Ⅳ．①R289.349

中国版本图书馆 CIP 数据核字（2016）第 007020 号

中 国 中 医 药 出 版 社 出 版
北京市朝阳区北三环东路 28 号易亨大厦 16 层
邮政编码　100013
传真　010 64405750
三河市鑫金马印装有限公司印刷
各地新华书店经销

＊

开本 710×1000　1/16　印张 5.75　字数 19 千字
2015 年 12 月第 1 版　2015 年 12 月第 1 次印刷
书　号　ISBN 978 - 7 - 5132 - 3088 - 9

＊

定价　18.00 元
网址　www.cptcm.com

项目专家组

顾　问　马继兴　张灿玾　李经纬

组　长　余瀛鳌

成　员　李致忠　钱超尘　段逸山　严世芸　鲁兆麟
　　　　郑金生　林端宜　欧阳兵　高文柱　柳长华
　　　　王振国　王旭东　崔　蒙　严季澜　黄龙祥
　　　　陈勇毅　张志清

项目办公室（组织工作委员会办公室）

主　任　王振国　王思成

副主任　王振宇　刘群峰　陈榕虎　杨振宁　朱毓梅
　　　　刘更生　华中健

成　员　陈丽娜　邱　岳　王　庆　王　鹏　王春燕
　　　　郭瑞华　宋咏梅　周　扬　范　磊　张永泰
　　　　罗海鹰　王　爽　王　捷　贺晓路　熊智波

秘　书　张丰聪

前 言

中医药古籍是传承中华优秀文化的重要载体，也是中医学传承数千年的知识宝库，凝聚着中华民族特有的精神价值、思维方法、生命理论和医疗经验，不仅对于传承中医学术具有重要的历史价值，更是现代中医药科技创新和学术进步的源头和根基。保护和利用好中医药古籍，是弘扬中国优秀传统文化、传承中医学术的必由之路，事关中医药事业发展全局。

1949 年以来，在政府的大力支持和推动下，开展了系统的中医药古籍整理研究。1958 年，国务院科学规划委员会古籍整理出版规划小组在北京成立，负责指导全国的古籍整理出版工作。1982 年，国务院古籍整理出版规划小组召开全国古籍整理出版规划会议，制定了《古籍整理出版规划（1982—1990）》，卫生部先后下达了两批 200 余种中医古籍整理任务，掀起了中医古籍整理研究的新高潮，对中医文化与学术的弘扬、传承和发展，发挥了极其重要的作用，产生了不可估量的深远影响。

2007 年《国务院办公厅关于进一步加强古籍保护工作的意见》明确提出进一步加强古籍整理、出版和研究利用，以及

"保护为主、抢救第一、合理利用、加强管理"的方针。2009年《国务院关于扶持和促进中医药事业发展的若干意见》指出，要"开展中医药古籍普查登记，建立综合信息数据库和珍贵古籍名录，加强整理、出版、研究和利用"。《中医药创新发展规划纲要（2006—2020）》强调继承与创新并重，推动中医药传承与创新发展。

2003～2010年，国家财政多次立项支持中国中医科学院开展针对性中医药古籍抢救保护工作，在中国中医科学院图书馆设立全国唯一的行业古籍保护中心，影印抢救濒危珍本、孤本中医古籍1640余种；整理发布《中国中医古籍总目》；遴选351种孤本收入《中医古籍孤本大全》影印出版；开展了海外中医古籍目录调研和孤本回归工作，收集了11个国家和2个地区137个图书馆的240余种书目，基本摸清流失海外的中医古籍现状，确定国内失传的中医药古籍共有220种，复制出版海外所藏中医药古籍133种。2010年，国家财政部、国家中医药管理局设立"中医药古籍保护与利用能力建设项目"，资助整理400余种中医药古籍，并着眼于加强中医药古籍保护和研究机构建设，培养中医古籍整理研究的后备人才，全面提高中医药古籍保护与利用能力。

在此，国家中医药管理局成立了中医药古籍保护和利用专家组和项目办公室，专家组负责项目指导、咨询、质量把关，项目办公室负责实施过程的统筹协调。专家组成员对古籍整理研究具有丰富的经验，有的专家从事古籍整理研究长达70余年，深知中医药古籍整理研究的重要性、艰巨性与复杂性，履行职责认真务实。专家组从书目确定、版本选择、点校、注释等各方面，为项目实施提供了强有力的专业指导。老一辈专家的学术水平和智慧，是项目成功的重要保证。项目承担单位山东中医药大学、南京中医药大学、上海中医药大学、福建中医药大学、浙江省中医药研究院、陕西省中医药研究院、河南省中医药研究院、辽宁中医药大学、成都中医药大学及所在省市中医药管理部门精心组织，充分发挥区域间互补协作的优势，并得到承担项目出版工作的中国中医药出版社大力配合，全面推进中医药古籍保护与利用网络体系的构建和人才队伍建设，使一批有志于中医学术传承与古籍整理工作的人才凝聚在一起，研究队伍日益壮大，研究水平不断提高。

本着"抢救、保护、发掘、利用"的理念，该项目重点选择近60年未曾出版的重要古医籍，综合考虑所选古籍的保护价值、学术价值和实用价值。400余种中医药古籍涵盖了医经、基础理论、诊法、伤寒金匮、温病、本草、方书、内科、外科、女科、儿科、伤科、眼科、咽喉口齿、针灸推拿、养生、医案医话医论、医史、临证综合等门类，跨越唐、宋、金元、明以迄清末。全部古籍均按照项目办公室组织完成的行业标准《中医古籍整理规范》及《中医药古籍整理细则》进行整理校注，绝大多数中医药古籍是第一次校注出版，一批孤本、稿本、抄本更是首次整理面世。对一些重要学术问题的研究成果，则集中收录于各书的"校注说明"或"校注后记"中。

"既出书又出人"是本项目追求的目标。近年来，中医药古籍整理工作形势严峻，老一辈逐渐退出，新一代普遍存在整理研究古籍的经验不足、专业思想不坚定等问题，使中医古籍整理面临人才流失严重、青黄不接的局面。通过本项目实施，搭建平台，完善机制，培养队伍，提升能力，经过近5年的建设，锻炼了一批优秀人才，老中青三代齐聚一堂，有效地稳定了研究队伍，为中医药古籍整理工作的开展和中医文化与学术的传承提供必备的知识和人才储备。

本项目的实施与《中国古医籍整理丛书》的出版，对于加强中医药古籍文献研究队伍建设、建立古籍研究平台，提高古籍整理水平均具有积极的推动作用，对弘扬我国优秀传统文化，推进中医药继承创新，进一步发挥中医药服务民众的养生保健与防病治病作用将产生深远影响。

第九届、第十届全国人大常委会副委员长许嘉璐先生，国家卫生计生委副主任、国家中医药管理局局长、中华中医药学会会长王国强先生，我国著名医史文献专家、中国中医科学院马继兴先生在百忙之中为丛书作序，我们深表敬意和感谢。

由于参与校注整理工作的人员较多，水平不一，诸多方面尚未臻完善，希望专家、读者不吝赐教。

国家中医药管理局中医药古籍保护与利用能力建设项目办公室
二〇一四年十二月

许 序

"中医"之名立，迄今不逾百年，所以冠以"中"字者，以别于"洋"与"西"也。慎思之，明辨之，斯名之出，无奈耳，或亦时人不甘泯没而特标其犹在之举也。

前此，祖传医术（今世方称为"学"）绵延数千载，救民无数；华夏屡遭时疫，皆仰之以度困厄。中华民族之未如印第安遭染殖民者所携疾病而族灭者，中医之功也。

医兴则国兴，国强则医强。百年运衰，岂但国土肢解，五千年文明亦不得全，非遭泯灭，即蒙冤扭曲。西方医学以其捷便速效，始则为传教之利器，继则以"科学"之冕畅行于中华。中医虽为内外所夹击，斥之为蒙昧，为伪医，然四亿同胞衣食不保，得获西医之益者甚寡，中医犹为人民之所赖。虽然，中国医学日益陵替，乃不可免，势使之然也。呜呼！覆巢之下安有完卵？

嗣后，国家新生，中医旋即得以重振，与西医并举，探寻结合之路。今也，中华诸多文化，自民俗、礼仪、工艺、戏曲、历史、文学，以至伦理、信仰，皆渐复起，中国医学之兴乃属必然。

迄今中医犹为国家医疗系统之辅，城市尤甚。何哉？盖一则西医赖声、光、电技术而于20世纪发展极速，中医则难见其进。二则国人惊羡西医之"立竿见影"，遂以为其事事胜于中医。然西医已自觉将入绝境：其若干医法正负效应相若，甚或负远逾于正；研究医理者，渐知人乃一整体，心、身非如中世纪所认定为二对立物，且人体亦非宇宙之中心，仅为其一小单位，与宇宙万象万物息息相关。认识至此，其已向中国医学之理念"靠拢"矣，虽彼未必知中国医学何如也。唯其不知中国医理何如，纯由其实践而有所悟，益以证中国之认识人体不为伪，亦不为玄虚。然国人知此趋向者，几人？

国医欲再现宋明清高峰，成国中主流医学，则一须继承，一须创新。继承则必深研原典，激清汰浊，复吸纳西医及我藏、蒙、维、回、苗、彝诸民族医术之精华；创新之道，在于今之科技，既用其器，亦参照其道，反思己之医理，审问之，笃行之，深化之，普及之，于普及中认知人体及环境古今之异，以建成当代国医理论。欲达于斯境，或需百年欤？予恐西医既已醒悟，若加力吸收中医精粹，促中医西医深度结合，形成21世纪之新医学，届时"制高点"将在何方？国人于此转折之机，能不忧虑而奋力乎？

予所谓深研之原典，非指一二习见之书、千古权威之作；就医界整体言之，所传所承自应为医籍之全部。盖后世名医所著，乃其秉诸前人所述，总结终生行医用药经验所得，自当已成今世、后世之要籍。

盛世修典，信然。盖典籍得修，方可言传言承。虽前此50余载已启医籍整理、出版之役，惜旋即中辍。阅20载再兴整理、出版之潮，世所罕见之要籍千余部陆续问世，洋洋大观。

今复有"中医药古籍保护与利用能力建设"之工程，集九省市专家，历经五载，董理出版自唐迄清医籍，都 400 余种，凡中医之基础医理、伤寒、温病及各科诊治、医案医话、推拿本草，俱涵盖之。

噫！璐既知此，能不胜其悦乎？汇集刻印医籍，自古有之，然孰与今世之盛且精也！自今而后，中国医家及患者，得览斯典，当于前人益敬而畏之矣。中华民族之屡经灾难而益蕃，乃至未来之永续，端赖之也，自今以往岂可不后出转精乎？典籍既蜂出矣，余则有望于来者。

谨序。

第九届、十届全国人大常委会副委员长

许嘉璐

二〇一四年冬

王 序

中医学是中华民族在长期生产生活实践中，在与疾病作斗争中逐步形成并不断丰富发展的医学科学，是中国古代科学的瑰宝，为中华民族的繁衍昌盛作出了巨大贡献，对世界文明进步产生了积极影响。时至今日，中医学作为我国医学的特色和重要医药卫生资源，与西医学相互补充、相互促进、协调发展，共同担负着维护和促进人民健康的任务，已成为我国医药卫生事业的重要特征和显著优势。

中医药古籍在存世的中华古籍中占有相当重要的比重，不仅是中医学术传承数千年最为重要的知识载体，也是中医为中华民族繁衍昌盛发挥重要作用的历史见证。中医药典籍不仅承载着中医的学术经验，而且蕴含着中华民族优秀的思想文化，凝聚着中华民族的聪明智慧，是祖先留给我们的宝贵物质财富和精神财富。加强对中医药古籍的保护与利用，既是中医学发展的需要，也是传承中华文化的迫切要求，更是历史赋予我们的责任。

2010 年，国家中医药管理局启动了中医药古籍保护与利用能力建设项目。这既是传承中医药的重要工程，也是弘扬优秀民族文化的重要举措，不仅能够全面推进中医药的有效继承和创新发展，为维护人民健康做出贡献，也能够彰显中华民族的璀璨文化，为实现中华民族伟大复兴的中国梦作出贡献。

相信这项工作一定能造福当今，嘉惠后世，福泽绵长。

国家卫生与计划生育委员会副主任

国家中医药管理局局长

中华中医药学会会长

王国强

二〇一四年十二月

王序

二

马 序

　　新中国成立以来，党和国家高度重视中医药事业发展，重视古籍的保护、整理和研究工作。自 1958 年始，国务院先后成立了三届古籍整理出版规划小组，分别由齐燕铭、李一氓、匡亚明担任组长，主持制订了《整理和出版古籍十年规划（1962—1972）》《古籍整理出版规划（1982—1990）》《中国古籍整理出版十年规划和"八五"计划（1991—2000）》等，而第三次规划中医药古籍整理即纳入其中。1982 年 9 月，卫生部下发《1982—1990 年中医古籍整理出版规划》，1983 年 1 月，中医古籍整理出版办公室正式成立，保证了中医古籍整理出版规划的实施。2002 年 2 月，《国家古籍整理出版"十五"（2001—2005）重点规划》经新闻出版署和全国古籍整理出版规划领导小组批准，颁布实施。其后，又陆续制定了国家古籍整理出版"十一五"和"十二五"重点规划。国家财政多次立项支持中国中医科学院开展针对性中医药古籍抢救保护工作，文化部在中国中医科学院图书馆专门设立全国唯一的行业古籍保护中心，国家先后投入中医药古籍保护专项经费超过 3000 万元，影印抢救濒危珍、善、孤本中医古籍1640余种，开展了海外中医古籍目录调研和孤本回归工作。2010年，国家财政部、国家中医药管理局安排国家公共卫生专项资金，设立了"中医药古籍保护与利用能力建设项目"，这是继1982～1986年第一批、第二批重要中医药古籍整理之后的又一次大规模古籍整理工程，重点整理新中国成立后未曾出版的重要古籍，目标是形成并普及规范的通行本、传世本。

为保证项目的顺利实施，项目组特别成立了专家组，承担咨询和技术指导，以及古籍出版之前的审定工作。专家组中的许多成员虽逾古稀之年，但老骥伏枥，孜孜不倦，不仅对项目进行宏观指导和质量把关，更重要的是通过古籍整理，以老带新，言传身教，培养一批中医药古籍整理研究的后备人才，促进了中医药古籍保护和研究机构建设，全面提升了我国中医药古籍保护与利用能力。

作为项目组顾问之一，我深感中医药古籍保护、抢救与整理工作的重要性和紧迫性，也深知传承中医药古籍整理经验任重而道远。令人欣慰的是，在项目实施过程中，我看到了老中青三代的紧密衔接，看到了大家的坚持和努力，看到了年轻一代的成长。相信中医药古籍整理工作的将来会越来越好，中医药学的发展会越来越好。

欣喜之余，以是为序。

中国中医科学院研究员

马继兴

二〇一四年十二月

校注说明

《揣摩有得集》系清末河南渑池张朝震著。张氏字东川，生卒年不详。刘序称张氏于书无所不读，理学、医学、地学、星学等无所不通。精于医，不拘古法成方，"纯粹以精"，善治危险怪症，应手而愈；善星命，"谈人休咎亦多中"。

《揣摩有得集》一卷，共载方101首，涉及儿、女、男、外各科方剂，"皆震三十年历经亲验之方"。现存版本有：清光绪十四年上党郡廨刘鼎新刻本，1936年上海中医书局铅印本，1955年中医书局再次刊行本。本次校注以清光绪十四年上党郡廨刘鼎新刻本为底本，1936年上海中医书局铅印本（简称书局本）、1955年中医书局刊行本为校本整理而成。整理原则如下：

1. 将原书竖排改为横排，繁体字改为规范简体字，对原文作句读并加用现代标点。

2. 凡原文中表示文字位置的"右、左"，一律改为"上、下"，不出校记。

3. 凡底本与校本互异，显系底本误、脱、衍、倒者，予以勘正，并出校说明据改、据补、据删、据以乙正之版本、书名或理由。底本与校本虽同，但据本书体例、文义判定确属有误者，亦予以勘正，并出校说明校改理由。

4. 凡底本中药名有不规范用字者，一律径改为规范字，如"焦查"改作"焦楂""葫芦芭"改作"胡芦巴""制草"改作"炙草""兔丝自"改作"菟丝子""五棓子"改作"五倍子""蓁艽"改作"秦艽""青相子"改作"青葙子"等，不出校；若系药物别名或异名者不改，但出注说明。

5. 凡底本中之异体字、避讳字、俗写字，一律径改为现代规范用字，如"厯"改作"历""煖"改作"暖""溼"改作"湿""骽"改作"腿""稜"改作"棱""祕"改作"秘"等，不出校。通假字出注说明。

6. 原书中空缺的文字，以虚阙号"□"按所脱字数补入，并在校记中说明。

7. 对冷僻字词加注音、释义，注音采用拼音与直音两种方法。

8. 底本目录或漏方名或合二为一类，今据正文重新编排，置于正文前。

9. 原书正文前有书名"揣摩有得集"和"渑池张朝震东川甫著，表侄杨骏谟子明校字"字样，今一并删去。

序

张君东川，名朝震，河南渑池人。弱冠弃举子业，攻岐黄及星命之学，纯粹以精。治危险怪症应手而愈，谈人休咎①亦多中。

同治壬申②，予权③朔郡④，因事触□⑤宪⑥忌，邀东川决进退机及功名⑦阶级⑧、流年⑨利钝⑩，厥后历历⑪验之皆不爽⑫。乙酉⑬之岁，予承乏⑭上党⑮，适东川摄潞城捕廉事⑯，偶抱薪忧⑰，或眷属不豫⑱，辄邀之来，知交辗转相延，凡所诊治，无

---

① 休咎：吉凶。
② 同治壬申：同治十一年，公元1872年。
③ 权：掌管。
④ 朔郡：古地名。今山西省朔州市。
⑤ □：此处底本空格避讳。
⑥ 宪：上宪，指上司。
⑦ 功名：此指官职名位。
⑧ 阶级：职官的品位、等级。
⑨ 流年：旧时算命看相的人称人一年的运气。
⑩ 利钝：顺逆，吉凶。
⑪ 历历：逐一。
⑫ 爽：差错。
⑬ 乙酉：此指光绪十一年，公元1885年。
⑭ 承乏：承继空缺的职位。此用作任官的谦辞。
⑮ 上党：古地名。清时为潞安府，今山西省长治市。
⑯ 摄潞城捕廉事：指掌管潞城典史一职。摄，代理。潞城，今山西长治潞城市。捕廉，当指廉捕，典史的别称。典史为知县下掌管缉捕、刑狱等的属官，如无县丞、主簿，则典史兼领其职。
⑰ 抱薪忧：犹"有负薪之忧"，自称有病之婉辞。
⑱ 不豫：有病的讳称。豫，安和。

不立效，尤精小儿科。及卸捕篆①，延留郡署，晨夕聚谈，得窥其所撰《揣摩有得集》一卷，苦心孤诣，研求医理，从不抄袭陈方。尝语予曰："读古人医书，当融会其理，理既悟，然后察地气之燥湿，酌时令之寒燠②，审病体之强弱，随症施药，不可拘古人成迹。是集皆震三十年历经亲验之方也。"

予素善病，得东川益良多，欲推其惠于世，急付诸剞劂③，以公同好。尚有《命学集验》一书，亦当谋为续刊。东川淡泊寡营，无好名意，惟予与东川交最久，知最悉，信最深，故不欲其学之终秘也。梓既成，因缀数语以为序。

光绪十四年岁次戊子④季春上浣⑤大荔⑥刘鼎新恒轩甫题于上党郡廨⑦

---

① 卸捕篆：辞去典史一职。

② 燠（yù 玉）：热。

③ 剞劂（jī jué 击决）：刻镂的刀具。剞，曲刀；劂，曲凿。此谓雕版。

④ 戊子：光绪十四年，公元 1888 年。

⑤ 上浣：指上旬。唐宋官员行旬休，即在官九日，休息一日。休息日多行浣洗，因以"上浣"指农历每月上旬的休息日或泛指上旬。

⑥ 大荔：今属陕西省渭南市大荔县。

⑦ 郡廨（xiè 谢）：此谓潞安府官署。廨，官署。

目 录

男　科

外科秘传奇方

小儿科

小儿初生，虽属纯阳，而未受五谷，脾胃嫩弱，一有病，切忌攻下、凉散之味，使元气受伤，转轻为重，总宜和中养脾为主。弥月①以及周岁，正值乳食，而饥饱寒热，尤须培养得宜，方保无疾。稍有不当，即变幻百端，或致呕吐不食，或发烧昏迷，或手足发凉，眼闭，或口流淡水，或惊搐不安，或喘嗽鼻煽，或泻泄肚胀，种种不一，渐成急惊、慢惊之症。推原其故，悉因中气伤、脾胃虚所致，万不可投以风药、凉药，使小儿受害无底。只速服温中健脾之剂，而千百之中可无一失。迄至稍长，三四岁时，饮食不节，寒暑不慎，尤易致疾。但各处风土不一，须要因地制宜，详细辩②清，对症查方，庶几无误。

余不揣愚昧，按症集方，仰③祈大儒方家请尝试之，则信吾之不敢欺世也。

方开于下。

---

① 弥月：小儿初生满一个月。也称满月。

② 辩：通"辨"，辨别。《汉书·艺文志·方技略》："辩五苦六辛，致水火之剂。"

③ 仰：旧时公文用语。上行文中用在"请、祈、恳"等字之前，表示恭敬。

吐乳散

治小儿脾胃积滞，乳食则吐，受寒则吐，受湿则吐，受热则吐，此方服之皆宜。或夏天，或南省，加伏龙肝一钱，云苓一钱，竹茹一分，无不神效，其余照方服之。

扁豆钱半，炒　蔻米①三分，研　砂仁三分，炒　法夏三分

水煎。

呕吐散

治脾胃寒湿，生来面色青白，或秋凉冬寒之日，或春寒不时，或夏月天雨过多，以致②气虚寒邪入里，或吃寒凉之物，以致脾胃受伤，多有此病，服之即愈。

白术一钱，炒　云苓一钱　蔻米五分，研　法夏一钱　扁豆三钱，炒　炙草五分　煨姜一片　伏龙肝一钱，引③

水煎。

惊搐散

治小儿急惊慢惊，口眼歪斜，手足发搐，天吊痰喘。此系脾胃虚寒，气血双亏之症。往往以风药治之，百无一生；服健脾温中，气血兼补之剂，千无一失。

---

① 蔻米：白豆蔻。将种子团打开，单粒种子称"蔻米"。
② 致：原脱，据书局本补。
③ 引：即作药引。

潞参钱半　白术一钱，土炒　茯神一钱　蔻米五分，研
法夏一钱　枣仁一钱，炒　归身一钱　川芎五分，炒　冬虫草
五分　橘红三分　炙草五分　大枣一枚，烧黑去胡①
水煎。

咳嗽散

治小儿脾寒肺虚，精神短少，口舌不燥，动则嗽重，
静则嗽轻，不论四季，服之皆效，惟冬天则去枇杷叶，加
冬虫草五分。

白术一钱，土炒　云苓一钱　法夏一钱　杏仁一钱，去皮
尖，炒，研　橘红五分　归身一钱，土炒　枇杷叶五分，去毛，
蜜炙　炙草三分　煨姜一片
水煎。

发烧唇干煎

治小儿浑身发烧，面带红色，昼夜不安，或咳嗽或不
咳嗽，或发呕或不发呕，总因感冒使然，照方服之即愈。

小洋参五分　归身一钱　川芎五分，炒　扁豆钱半，炒
蔻米五分，研　葛根三分　银柴胡三分　桔梗三分　生草三分
陈皮三分　生姜一片
水煎。

---

① 胡：即"核"。方言。

和中汤

治小儿脾胃受伤，内有积滞，小便不利，身体发烧，肚腹按硬而带泻，服和中汤即愈。

扁豆钱半，炒　云苓一钱　白芍一钱，炒　青皮五分，炒　蔻米五分，研　谷芽一钱，炒　神曲一钱，炒　滑石三分　白术一钱，炒　生草五分

水煎。

六君温脾汤

治小儿脾胃受寒，面色发白，四肢发凉，口流淡水，肚软泻泄，禁忌克散之药，健脾则愈。

潞参三钱　白术二钱，炒　云苓一钱　砂仁一钱，炒　陈皮三分　扁豆二钱，炒　山药二钱，炒　谷芽钱半，炒　龙骨一①钱，煅　炙草五分　煨姜一片　大枣一枚，引

水煎。

面色黄瘦散

治小儿内有积聚、痞块、胀满、脾疳，总属内伤虚热之象，即有发烧，亦因内积之故。

扁豆三钱，炒　青皮七分，炒　蔻仁五分，研　鸡内金五

---

① 一：原脱，据书局本补。

分，炒　槟榔五分　谷芽一钱，炒　神曲一钱，炒　茵陈三分
木香一分

水煎。

面色白瘦散

治小儿气虚体弱，火不生土，脾肺不足，面色青白，主慢惊，乃脾寒已极，谨防泻泄，服此散，自然强壮。

小米锅巴四两　蔻米五钱，研　砂仁五钱，炒　莲肉二两，炒　扁豆一两，炒

共研细末，用红糖和成块，每天早晚吃二钱，开水送下。

温中汤

治小儿脾肺之虚，咳嗽不安，宜温中健脾，俾土生金，不治嗽而嗽自愈，不治喘而喘自止，切忌表散凉药。

白术一钱，炒　诃子肉五分，炒　冬虫草五分　法夏一钱　杏仁一钱，炒　胶珠六分　云苓一钱　蔻米五钱，研　炙草五分

水煎，冲入红糖三钱服。

撮口脐风散

治小儿出生为风寒所侵，遂至聚唇撮口，眼闭口噤，啼声如鸦，或声不能出，或口吐白沫，或喉痰潮响，气息

喘急，甚者舌强面青，腹胀青筋，抽搐天吊。皆云不治之症，不思乃寒气入里，肚痛难忍。此方不论似风似痰，总以温中止痛，百无一失。

扁豆一钱，炒　法夏五分　蔻米三分，研　木香三分　干姜一分　附子片一分　上元桂一分，去皮，研　小茴香三分，炒　生草三分

水煎服，一二次自愈。

胎毒散

治小儿初生浑身湿烂，乃胎毒也。急以此散搽之，立愈。

五倍子三钱，焙黄　白芷三钱　花椒三钱，炒，去子　枯矾一钱

共研细末，香油调搽，湿则干敷。

暑风散

治小儿夏月风火咳嗽，唇焦口干，浑身发烧，昏迷不醒，一润肺生津则嗽自止，不可用风药治之。

冬花钱半，蜜炙　贝母五分，去心　枇杷叶一钱，去毛，蜜炙　橘红三分　天竺黄五分　玉竹一钱，蜜炙　归身一钱　犀角三分　生草五分　蔻米三分，研　胆星一分　藕节一寸，引水煎。

秋风散

治小儿七八月内，值天燥无雨，感冒咳嗽。宜清金润肺，养血去燥，不可用风药、凉药。

杏仁一钱，炒　云苓一钱　归身一钱　橘红五分　诃子肉六分，炒　枇杷叶一钱，去毛，蜜炙　天竺黄五分　白芥子三分，炒　生草四分

水煎。

加减桂枝汤

治小儿感冒风寒，吐泻慢惊，先以温表即愈，鼻塞，手稍带凉，服之更效。

桂枝钱半　白芍一钱，炒　炙草一钱　蔻米五分，研　扁豆钱半，炒　生姜一片　大枣一枚，引

加减柴胡汤

治小儿头面发烧，通身发烧，唇红口干，乃感冒内有热也，禁用攻下，和解即愈。

银柴胡七分　当归一钱　川芎六分，炒　葛根五分　蔻米三分，研　法夏五分　杏仁六分，炒　酒芩三分，炒　生草四分姜一片　枣一枚，引

加减平胃散

治小儿头热，手热，手心干热，内积有食，外受感

冒，服之即愈。

扁豆一钱，炒　苍术一钱，炒　苏梗三分　陈皮五分　归身一钱　槟榔一钱　蔻米五分，研　川朴三分，炒　炙草四分　酒芩三分，炒　姜一片

水煎。

暑寒煎

治小儿夏月因天雨过多，或天时不正，早晚寒凉，或体弱受阴寒之侵，或吐泻，或手足凉，或面唇发白，不可用凉散药，服温中汤[1]即愈。

潞参钱半　白术一钱，土炒　法夏一钱　蔻米五分，研木香三分　官桂一钱　云苓一钱　干姜三分　炙草一钱　姜一片枣一枚，引

补脾汤

治小儿久病，面黄肌瘦，咬牙目札，头发稀少，服此方自愈。

潞参钱半　白术钱半，土炒　云苓一钱　白芍一钱，炒川芎五分，炒　归身一钱，土炒　蔻米五分，研　陈皮五分炙芪一钱　炙草五分　扁豆一钱，炒　姜一片　大枣一枚

水煎。

---

① 温中汤：谓温中的汤剂。此处即指暑寒煎。

调中汤

治小儿伤乳食，泻后脾胃虚，哕，吐，泻。

潞参钱半　白术钱半，炒　云苓一钱　蔻米五分，研　炮姜五分　砂仁八分，炒　木香一分　官桂一钱　扁豆一钱，炒　炙草五分

水煎。

温中汤

治小儿体弱，脾胃虚寒，吐泻，面色青白。

潞参钱半　白术钱半，土炒　炙草五分　炮姜五分　蔻米五分，研　公丁香一分

水煎温服。

助胃汤

治小儿脾胃虚寒，以致吐泻，饮食不化。

潞参钱半　白术钱半，炒　云苓一钱　炙草五分　山药一钱，炒　公丁香三分　砂仁一钱　木香三分　蔻米三分，研　肉蔻三分，煨

水煎。

人参白术散

治小儿虚热而渴，面色黄白，精神短少，饮食不进。

潞参三钱　白术三钱，炒　云苓三钱　炙草一钱　陈皮一
钱　蔻米五分　谷芽一钱，炒　白芍一钱，炒　扁豆三钱，炒

共为细末，每服三钱。

白术散

治小儿自汗、盗汗，乃心虚血热也。

白术一钱，土炒　茯神一钱　枣仁一钱，炒黑　归身一钱
小洋参五分　龙骨一钱，煅　浮麦一钱，炒

水煎。

调元散

治小儿变蒸①，脾虚不乳，吐乳，多啼，欲发慢惊。

潞参一钱　白术一钱，炒　陈皮三分　蔻米三分，研　藿
香三分　扁豆一钱，炒　法夏五分　炙草四分　伏龙肝一钱

水煎。

当归散

治小儿夜啼不乳，或心肝热，服之皆效。

潞参一钱　当归一钱　白芍一钱，炒　炙草三分　桔梗五
分　陈皮三分　蔻米三分，研

水煎。

---

① 变蒸：原作"蒸变"，据《脉经》乙正。《脉经·平小儿杂病证第
九》："小儿是其日数应变蒸之时，身热而脉乱……"

痢疾奇方

治小儿一切暑热痢疾，或红，或白，或带发呕不食，服此方神效。

扁豆钱半，炒　归身五分　姜连三分　青皮五分　白芍五分，炒　槟榔五分　焦楂一钱　黄芩五分　川朴五分，炒　半夏五分　地榆五分，炒　木香二分　滑石五分　生草五分

水煎，冲入红、白糖三钱服。

肿脖喉痛方

此症多得于久旱不雨，久晴不雪，阴阳不和，以致血不养肝，而有此症，绝不可用发散攻下之药，则以轻为重，总要养血败毒，不论喉内有蛾无蛾，肿之轻重，服此方神效。

蒸首乌九钱　当归三钱　川芎钱半，炒　生地二钱　土茯苓二①钱半　射干一钱　土贝母一钱　连翘一钱　乌梅肉五分　人中黄一钱　百草霜五分　霜桑叶五分　竹叶　灯心引

水煎。如肿甚，一日两剂，服之不可加减，百无一失。

肿脖喉痛阴寒方

此症因久不雨雪，以致阴阳不和，血不养肝，而天色

---

① 二：书局本作"三"。

不正，多带寒气逼人，虽有肿脖喉痛之症，口不发焦，而舌带白色者，乃阴寒入里也。

蒸首乌八钱　当归五钱　川芎三钱　生地一钱　射干一钱　土茯苓三钱　土贝母三钱　连翘一钱　乌梅肉一钱　人中黄一钱　干姜五分　附子片五分　上元桂五分，去皮，研　竹叶灯心引

水煎。

异功散

治小儿脾胃虚寒，吐泻不食。

潞参一钱　白术一钱，炒　云苓一钱　陈皮五分　炙草五分　蔻米五分，研　姜　枣引

水煎。

温中汤加减

治小儿受寒，四肢发凉，鼻流清涕，或哭不安，即中寒肚痛。

白术钱半，炒　法夏一钱　归身一钱，炒　木香三分　干姜三分　蔻米五分，研　上元桂三分，去皮，研　附子三分　炙草三分

水煎。

大健脾汤

治小儿泻肚日久，脾胃虚寒。

潞参三钱　白术二钱，炒　山药二钱，炒　扁豆二钱，炒　肉蔻一①钱，煨　龙骨一钱，煅　炮姜五分　附子五分　谷芽钱半，炒　炙草六分　生姜一片　大枣一枚，引

解暑汤

治小儿夏月受热，昏迷不醒，身烧口干，小便赤黄，不可表散，清热则愈。

香薷五分　扁豆钱半，炒　法夏一钱　茯神一钱　蔻米五分，研　滑石一钱　熟军五分　黄芩五分　生草五分　竹叶灯心引

养血清胃汤

治小儿一切水痘、麻疹。不可表散使气血受伤，攻下使元气受亏，温补使气血壅滞，只和血调胃，则百无一失矣。

泽兰叶钱半　归尾一钱　赤芍五分　川芎七分　青皮八分　降香五分　人中黄一钱　白芷五分　僵蚕一钱，炒　蝉蜕一钱　秦艽一钱　紫草茸六分　连翘六分　骨皮五分　白鲜皮五分　生草五分　三春柳一撮，引

水煎。如舌尖上有红点，加莲子心五分。

---

① 一：书局本作"五"。

汤火烧散

石膏　大黄　滑石　海螵蛸各等分

研细末，干用香油调搽，湿则干散，神效之至。

病后浮肿方

小儿病后浮肿，总属脾胃之虚，宜健脾养胃自愈。

潞参钱半　白术钱半，炒　山药钱半，炒　砂仁一钱，炒
姜炭三分　扁豆三钱，炒　神曲一钱，炒　麦芽一钱，炒　薏
米钱半，炒　陈皮三分　炙草五分　大枣引

补气养血汤

专治小儿抽风，不论慢惊急惊，总属气虚血瘀，忌用
一切散风清火之味，攻伐克消之方，如气血散亡，岂能望
生？大凡抽风之症，多由伤寒、瘟病或痘疹、吐泻，病久
脾虚，所以发作之时，项背反张，两目天吊，口噤不开，
口流涎沫，咽喉痰声，昏迷不省人事，四肢抽搐，手足握
固，昏睡露睛，口中摇舌，不能啼哭，哭无眼泪，鼻孔煽
动，头低不抬，四肢冷凉，口吐白沫，胸高如碗，喘急气
促，面色青白，汗出如水，不能含乳，大便绿色，腹内空
鸣，下泻上嗽，肌肉跳动，种种不一，皆是抽风之兆。有
可治者，有不可治者。如露睛天吊，不食不哭，痰鸣气
喘，病虽沉重，乃可治之症；如天庭灰色，肾子上缩，或

脉微细，或脉全无，外形虽轻，乃不治之症。方开于下，病重者一日服两三剂，可保平安。

生芪三钱　潞参钱半　白术钱半，土炒　归身钱半，土炒　白芍一钱，炒　枣仁钱半，炒　冬虫草一钱　附子片五分　上元桂五分，去皮研　蔻米五分，研　炮姜五分　法夏一钱　橘红五分　降香三分　炙草八分　核桃一个，带皮打碎，为引

水煎。

女 科

调经汤

治妇女一切月经不调，或前或后，或多或少，或经前肚痛，或呕吐，或发烧，或干血痨，或久不生育，或室女经来肚痛，服之皆效。

泽兰叶三钱　熟地钱半　当归钱半　川芎钱半，炒　川楝子一钱，炒　白芍钱半，炒　元胡一钱，炒　槟榔一钱　木香五分　小茴香一钱，炒　焦楂钱半　砂仁五分，炒　青皮八分，炒　生草一钱

水煎。

和血汤

妇女气血瘀滞，哭笑怒骂，不顾羞耻，刀斧不怕，不可当风治之，和血自愈。

泽兰叶三钱　丹参钱半　当归钱半　川芎钱半，炒　赤芍一钱　桃仁一钱　降香一钱　元胡一钱　槟榔一钱　熟军一钱　木香五分　川楝子一钱，炒　焦楂二钱　生草一钱　红花一钱

水煎。

补中归脾汤

治妇女一切血崩。

生芪五钱　潞参五钱　归身炭三钱,土炒黑　白芍炭三钱,炒黑　白术三钱,土炒黑　姜炭五分　乌梅炭钱半,炒透　胶珠二钱　芥穗钱半,炒黑　生草八分

童便、水、黄酒煎服。

暖胃搐麻汤

治妇女一切腰腿疼痛,手足搐麻,乃肝肾之寒,气血之虚,不可服风药。

生芪三钱　潞参三钱　白术五钱,土炒　山药五钱,炒　巴戟天一两,去心,盐水炒　覆盆子一两,盐水炒　芡实三钱,炒　桑螵蛸三钱,盐水炒　续断钱半　归身三钱　枣仁三钱,炒黑

水煎。

还神汤

治妇女一切生产血晕,不知人事。乃气血虚极,不可作风治。服此汤一剂,立愈。

生芪五钱　潞参五钱　熟地炭三钱①　姜炭五分　茯神钱

---

① 三钱:书局本作"五分"。

半　归身五钱

童便、水、黄酒煎服，如无黄酒，用水煎。

泽兰生化汤

治产后中风发烧，神效。

泽兰叶三钱　归身五钱　川芎二钱，炒　姜炭五分　黑芥穗二钱，炒黑　砂仁五分，炒

童便、水煎。

加减平胃汤

治妇人产后伤食发烧。

白术钱半，土炒　扁豆三钱，炒　川朴五分，炒　焦楂三钱，炒黑　砂仁一钱，炒　陈皮五分　木香三分　谷芽钱半，炒　青皮五分　炙草五分

水煎。

大健脾汤

治妇人产后泻泄。

潞参一两　白术五钱，土炒　山药五钱，炒　扁豆五钱，炒　诃子肉三钱，炒　龙骨三钱，煅　姜炭五分　肉蔻五分，煨，油去净　谷芽钱半，炒　云苓一钱　砂仁一钱，炒　乌梅炭五分　大枣一枚，引

下乳汤

产后无乳，或人弱，气血两亏，服之神效。

生芪三钱　当归三钱　白术钱半，炒　川芎钱半，炒　甲珠三分　通草一钱　王不留五钱，炒　川贝一钱，去心　芦漏二钱　白芷五分　桔根八分　生草六分　藕节三寸，引

水煎。

通乳消肿汤

妇人吹乳、乳蛾、乳岩，积滞成块，红肿疼痛，身上发烧发冷。总属气血凝滞，服之出汗自愈。

泽兰叶五钱　青皮钱半，炒　贝母钱半，去心　白芷五分　当归钱半　甲珠三分　蒲公英三钱　乳香一钱，去油　没药一钱，去油　瓜蒌钱半　生草一钱　地肤子钱半，炒

水煎温服。

补气止崩汤

妇人血崩，不论老少强弱，或因房事不慎，或因肝气太盛，皆属气血亏症，服十剂自愈。

生芪一两　归身一两，土炒黑　白芍炭三钱，炒黑　贯众炭钱半，炒透　姜炭五分　熟地炭五钱　白术五钱①，炒　山

---

① 钱：书局本作"分"。

药五钱，炒　麦冬二钱，去心　五味子一钱，炒　胶珠三钱　乌梅炭一钱，炒　霜桑叶三片，引

水煎。

养心安神汤

治事不遂心，陡然不省人事，周身软而不言，俗云中风不语，非也。乃属用心过度，气血两亏。

生芪钱半　小洋参钱半　归身钱半　川芎二钱，炒　茯神三钱　贝母一钱，去心　麦冬一钱，去心　法夏一钱　橘红一钱　石菖蒲一钱，炒　乌梅二钱，去核　五味子五分，炒　生草二钱　竹叶　灯心引

健脾止汗汤

治妇人脾肺两虚，时常盗汗，精神短少，心跳不安。

炙芪五钱　潞参三钱　白术二钱，土炒　茯神二钱　枣仁三钱，炒　龙骨二钱，煅　五味子五分，炒　归身钱半，土炒　白芍钱半，炒　元肉钱半　大枣三枚　浮麦一撮，引

补气和中汤

治妇人产后痢疾，忌用攻下凉药。

生芪五钱　洋参一钱　归身三钱，土炒　白芍钱半，炒　焦楂三钱　扁豆三钱，炒　青皮一钱，炒　石莲子一钱，炒　川朴五分，炒　法夏钱半　乌梅炭一钱　木香三分　生草六分

水煎，冲入红、白糖五钱，温服。

安胎饮

治妇人怀胎数月后，动而不安，或向上顶，总属血热之症。

泽兰叶五钱　黄芩三钱，炒　辽沙参六钱　白芍二钱，炒　砂仁一钱，炒　骨皮钱半　麦冬钱半，去心　生草一钱　竹叶灯心引

调经除带汤

妇人白带，总属肾经虚寒，湿盛火衰，温补则愈。

潞参三钱　白术五钱，土炒　山药五钱，炒　云苓三钱　巴戟天六钱，去心，盐水炒　桑螵蛸三钱，盐水炒　胡芦巴二钱，盐水炒　白果仁一钱，去皮炒　茵陈五分

水煎。

补肝养血汤

治妇人阴内发痒、肿痛，总属血虚不能养肝，宜温补则愈。

蛇床子钱半，炒　巴戟天五钱，去心，盐水炒　牛膝钱半　续断二钱　大熟地三钱　炒黄柏五分　鹿角胶二钱　蒸首乌五钱　土茯苓三钱　山药钱半，炒　霜桑叶一片，引

妇人偏头痛方

血虚极也，不可以风药治，服此方自愈。

蒸首乌一两　大熟地五钱　归身五钱　川芎钱半，炒　山萸肉二钱　芡实二钱，炒

水煎。

产后虚肿方

健脾养胃自愈。

潞参钱半　白术三钱，土炒　山药三钱，炒　莲肉三钱，去心炒　姜炭五分　砂仁一钱，炒　官桂一钱　谷芽钱半，炒归身钱半，土炒　白芍一钱，炒黑　巴戟天五钱，去心，盐水炒炙草六分　大枣引

产后久痢方

生芪三钱　潞参三钱　白术二钱，炒　山药二钱，炒　扁豆二钱，炒　砂仁钱半，炒　诃子肉钱半，炒　焦楂钱半　归身五钱，土炒　乌梅一钱，炒　炙草一钱　莲肉钱半，炒

水煎。

少腹逐瘀汤

治少腹积块疼痛，或不疼痛，或疼痛而无积块，或少腹胀满，或经血见时先腰酸、小腹胀，或一月见三五次，

接连不断，断而又来，其色或紫，或黑，或块，或崩漏，兼小腹疼痛，或粉红兼白带，服之皆效。种子神奇，每月服五付，不过四月即有胎，或有惯于小产之患，服此方三五付，以后存胎安然。

小茴香七粒，炒　干姜二分　元胡一钱，炒　没药二钱，去油　当归三钱　川芎一钱，炒　官桂一钱　赤芍二钱　泽兰叶五钱　桑螵蛸三钱，盐水炒

水煎。

男 科

清暑痢疾丸

一切暑痢，不论红白，或肚痛泻泄，或食积、水积、茶积，受热头痛，小便黄而短少，口焦而不欲饮，内有积滞湿热。大人每服三钱，小儿一二钱，皆用红、白糖冲开水送下，神效之至。

姜连一两　归身二两半　白芍二两半，炒　黄芩二两半，炒　槟榔二两半　枳壳二两，炒　半夏二两　地榆二两，炒　焦楂五两　川朴二两，炒　木香一两　熟军二两　二丑二两，炒　扁豆五两，炒　滑石二两　青皮二两　干姜三钱　生草二两

共为细面，以荷叶煎水成丸，如桐子大。

调气止痛汤

治一切胃肾虚寒，气直上冲，或吐或呕，疼痛难忍，俗言肝气，不知肾经虚寒也。

白术钱半，土炒　木香六分　没药五分，去油　生草五分　白芍一钱，炒　上元桂五分，去皮，研　青皮一钱，炒　乌药五分，炒　荔枝核三钱，盐水炒　蔻米五分，研　附子一钱　川楝子七分，炒　小茴香一钱，炒　桑螵蛸三钱，盐水炒　竹茹三分，炒　生姜一片

水煎。

滋阴煎

治虚热火盛，咳嗽吐沫，牙根肿痛，饮食不便，须用滋阴凉血之味，使心相之火降，而痛即止也。

熟地三钱　生地三钱　丹皮一钱　山萸肉二钱　麦冬钱半，去心　知母五分，盐水炒　黄柏三分，盐水炒　竹叶　灯心引

水煎。

首乌散

治肾虚牙痛，两腮俱肿，饮食不能下咽，服之神效。

蒸首乌一两　当归五钱　川芎三钱，炒　生地三钱　防风一钱　土茯苓三钱　土贝母钱半　连翘一钱　上元桂五分　附子五分　乌梅一钱，去核　竹叶　灯心引

加味八味汤

一切遗精、白浊，乃肾虚受寒而带虚火，服此方神效。

熟地三钱　山药三钱，炒　山萸肉钱半　丹皮一钱　云苓二钱　泽泻一钱　巴戟三钱，去心，盐水炒　菟丝子钱半　远志钱半，去心，盐水炒　韭子一钱，炒　茵陈五分　附子五分　上元桂五分，去皮，研　芡实五钱，炒　竹叶　灯心引

丹参归脾汤

治男女吐血，或贪色过度，或劳神用力太过，使引血归脾则愈。

丹参钱半　续断钱半　赤芍一钱　远志一钱，去心，炒　山药一钱　川贝一钱，去心　麦冬一钱，去心　益母三分　归身炭三钱，土炒　茯神一钱　橘红一钱　荷叶炭一钱　川膝炭一钱　生地炭一钱　藕节三寸

水煎。

润肠煎

治一切大便秘结，或年老久病之人，气虚血亏，不生津液，多得便结之症。

生芪一两　当归五钱　火麻仁五钱，炒　肉苁蓉钱半，洗净　郁李仁三钱，炒　胡桃一枚，带皮打碎

水煎。

健脾温中丸

治年老天凉咳嗽①，或久病气虚咳嗽，总属脾胃虚寒，温补即愈。

潞参二两　白术一两，土炒　云苓一两　炮姜五钱　附子

① 治年老天凉咳嗽：原作"年老之人凉咳嗽"，据书局本改。

揣摩有得集

二六

五钱　橘红五钱　杏仁一两，炒　法夏一两　归身一两　川芎
五钱，炒　炙草五钱　紫菀八钱，炙　上元桂五钱

　　共为细面，炼蜜成丸，如桐子大，每天早晚，开水送
下三钱。

首乌散

　　治大头瘟疫，头面肿甚，眼目不能视，饮食不能进，
服此方神效。

　　蒸首乌二两　当归一两　川芎五钱，炒　土茯苓三钱　土
贝母三钱　防风一钱　连翘一钱　人中黄一钱　竹叶　灯
心引

调胃噎膈汤

　　治一切噎食反胃，或不能食，或食而即吐，皆因思虑
太过，不能解释①，总属气血两虚，津液衰少，而非痰气
壅逆所成，总要补养脾胃则愈。

　　潞参钱半　白术钱半，土炒　扁豆三钱，炒　陈皮五②分
砂仁一钱　归身钱半　川芎一钱，炒　神曲一钱，炒　白芍一
钱，炒　谷芽钱半，炒　巴戟天五钱，去心，盐水炒　泽兰叶二钱
茯神钱半　蔻米五分，研　生草一钱　柿蒂三钱　竹茹五分
　　水煎。

---

① 解释：排解。
② 五：书局本作"三"。

臌症神效散

炒麦芽、槟榔、甘遂各一钱，研细末，每服五分，黄酒冲服即愈。忌盐、醋百日。到八十天买猪肝一付，去净白皮，以竹刀切片，放砂锅内焙干，为细末，外用土茯苓三钱，亦放砂锅内焙干为细末，开水冲服。到百天吃鲫鱼补之，而调料不忌矣。凡看此症，如眼皮变色，不治；尾脊骨烂，不治。

香附米丸

治一切水肿、肚大，两腿肿不能行走，或因病误服凉药以致肿胀，服此丸神效。

香附米四两，用陈米醋泡七天七夜，以砂锅泡制七次　小茴香四钱，黄酒炒

合为细面，用陈米醋打浆和成丸，如桐子大，每服三十丸，开水送下，早晚两服，药完病愈。

利水通神煎

治一切水肿、水臌，立效。须要元气壮时服，如病久人弱不可服。

潞参钱半　白术一钱，炒　苍术一钱，炒　云苓一钱　砂仁一钱，炒　猪苓一钱　腹皮一钱　槟榔一钱　木通一钱　三

棱一钱，制　莪术一钱，制　川朴一钱，炒　泽泻一钱　西茴①一钱，炒　草果仁一钱，炒　神曲一钱，炒　麦芽一钱，炒　生草一钱

水煎温服。

暖肾助火汤

治一切色欲过度，肾经虚寒缩阳之症，补暖肾经立愈。

潞参三钱　白术三钱，土炒　山药三钱，炒　巴戟天五钱，去心，盐水炒　覆盆子五钱，盐水炒　桑螵蛸三钱，盐水炒　附子片钱半　上元桂钱半，去皮，研　芡实三钱，炒　肉苁蓉一钱，洗净

水煎温服。

甘菊汤

治风火眼疾，红肿疼痛。

白菊花钱半　石决明三钱，煅　熟军钱半　泽泻钱半　青葙子一钱，炒　赤芍一钱　当归钱半　没药五分，去油　生草一钱　竹叶　灯心引

加减归芍汤

治一切痔漏肿痛，或大便下血，或因酒色过度，或用

---

① 西茴：小茴香。

心大甚，皆属脾肺之虚。

生芪钱半　潞参钱半　白术钱半，土炒　云苓钱半　归身钱半，土炒　白芍钱半，炒　秦艽一钱　地榆一钱，炒　僵蚕钱半，炒　乌梅钱半，去核　胶珠钱半　生草一钱　生姜三片　大枣三枚，引

血竭香附散

治眼目红痛，内中生翳，乃属气血凝滞，一调气和血，则痛止翳除。

血竭五分　没药五分，去油　归身钱半　石决明钱半，煅　香附米钱半，醋炒　夏枯草钱半　熟军五分　青葙子一钱，炒　木贼一钱　生草一钱　竹叶　灯心引

肺风丸

治肺经感受风寒，昼夜不眠，口吐白沫，张口气喘，服此丸立愈。

当归一两，土炒　白术二①两，炒　陈皮一两　胆星一两　全虫身一两　杏仁一两五钱，去皮尖，炒　没药一两，去油　乌梅肉一两　麻黄三两，蜜炙　石膏三两，煅　粟壳②五两，去穰，蜜炙，焦干　川芎三两，炒　生草一两

共为细末，用大红枣蒸肉和成丸，如桐子大。每服三

---

① 二：书局本作"一"。
② 粟壳：罂粟壳。

钱，姜开水送下，忌一切生冷、肉食。凡空嗽①痨症，百药不效者，皆可服之。

除湿饮

凡身受潮湿，遍体发痒，或起疙瘩，或成疥疮，服之皆效。

苍术炒　白术炒　骨皮　白鲜皮　白附子　五加皮　僵蚕炒　秦艽　连翘　白芷　羌活各一钱　防风一钱　蝉蜕三钱　生草一钱　生姜引

和血败毒汤

治一切瘟疫瘢疹，邪热入于血分，只宜和血败毒，不可克散，致伤元气。

泽兰叶三钱　当归二钱　赤芍一钱　青皮一钱　降香一钱　秦艽一钱　骨皮一钱　人中黄钱半　紫草茸一钱　僵蚕钱半，炒　连翘一钱　蝉蜕钱半　白芷五分　生草一钱　三春柳一撮，引

大人、小儿皆可服。

连翘消肿汤

治一切鹤膝风，两膝肿痛，不能行走，昼轻夜重。

---

① 空嗽：干咳无痰。

连翘三钱　防风三钱　荆芥三钱，炒　巴戟天五钱，去心，盐水炒　桑螵蛸三钱，盐水炒　当归三钱　川芎钱半，炒　川膝钱半　葱白三寸，引

阳痿湿痒方

治男人肾经虚寒，阳物不举，凉湿发痒。

蛇床子钱半，炒　巴戟天三钱，去心，盐水炒　远志钱半，去心，盐水炒　怀膝钱半　蒸首乌五钱　阳起石一钱，煅　胡芦巴二钱，盐水炒　桑螵蛸二钱，盐水炒　白术三钱，土炒　元肉钱半　枣仁钱半，炒黑

水煎。

补肾暖肝汤

治一切肾经虚寒，气直上冲，腹痛难忍，俗谓肝气，不知肾经亏极而肾气不纳也，只温补肝肾即愈。

潞参三钱　白术三钱，土炒　山药三钱，炒　巴戟天五钱，去心，盐水炒　覆盆子五钱，盐水炒　神曲一钱，炒　桑螵蛸三钱，盐水炒　胡芦巴二钱，盐水炒　芡实三钱　西茴一钱，盐水炒

水煎服。如口干，加五味子五分；如病人面色发红，舌苔发白不燥，此虚火上炎，不可用凉散药，服此方百无一失。

口舌发凉方

症系胃寒，暖胃自愈，不论男妇，服之皆宜。

潞参钱半　白术三钱，炒　山药三钱，炒　巴戟五钱，去心，盐水炒　覆盆子五钱，盐水炒　神曲一钱，炒　砂仁一钱，炒　官桂一钱　桑螵蛸二钱，盐水炒

水煎。

久痢除根方

凡脏腑虚寒人，偶得暑热痢病，误服凉下太过之药，使脾胃受伤，日久不能除根，仍然腹痛、痢泻，服加味理中汤①即愈。

潞参五钱　白术三钱，土炒　炮姜一钱　附子二钱　扁豆三钱，炒　小半夏二钱　归身三钱，土炒　砂仁钱半，炒　焦楂钱半　木香五分　粟壳钱半，蜜炙，焦　乌梅炭一钱　生草八分　川朴五分，炒

水煎。

久病虚肿方

久病虚肿，乃脾胃虚极，宜健脾暖胃，补命门火。

潞参钱半　白术三钱，土炒　山药三钱，炒　薏米三钱，

---

① 加味理中汤：书局本同，疑为久痢除根方之别称。

炒　芡实二钱，炒　砂仁一钱，炒　神曲钱半，炒　麦芽钱半，

炒　姜炭五分　扁豆二钱，炒　桑螵蛸二钱，盐水炒　覆盆子

五钱，盐水炒

水煎。

半身不遂方

总属脾胃之虚，肾气亏极，不可用风药治之。

生芪钱半　潞参钱半　归身钱半　巴戟天五钱，去心，盐

水炒　覆盆子五钱，盐水炒　山药三钱，炒　白术三钱，土炒

芡实三钱，炒　枣仁三钱，炒黑　桑螵蛸三钱，盐水炒　乌梅

肉五分，炒　元肉钱半　东南方桑枝三寸，引

水煎。

肚痛方

不论男女小儿，虚实寒热，服之皆效。

白术钱半，炒　扁豆三钱，炒　青皮一钱，炒　砂仁五分，

炒　木香五分　白芍一钱，炒　乌药七分，炒　西茴一钱，炒

干姜三分　官桂一钱　生草八分　竹茹三分

水煎。

胃气痛方

总因胃肾之寒，暖胃补肾自愈。

白术钱半，土炒　扁豆三钱，炒　官桂二钱　巴戟天五钱，

去心，盐水炒　木香五分　西茴一钱，炒　桑螵蛸二钱，盐水炒
乌药五分，炒　干姜五分　覆盆子五钱，炒　青皮六分，炒
荔枝核三钱，盐水炒　川楝子五分，炒　生草六分

水煎。

流鼻血方

泽兰叶六钱　生地五钱　熟地五钱　归身炭五钱，土炒
荷叶引

水煎。

断烟无忧丸

生芪五钱　玉米五钱，炒　潞参五钱　小半夏三钱　白芷
钱半　鹤虱钱半　鹅不食草三钱　贝母二钱，去心　白胡椒三
钱　附子片三钱　上元桂三钱，去皮　花椒五钱，去子炒　粟
壳一两，去瓤子　木香三钱　胡芦巴五钱，盐水炒　生白矾三钱
公丁香钱半　生草五钱　烟灰五钱　干姜二钱　盐面三
钱，炒

合为细末，用红、白糖各四两，飞炼成丸，如桐子
大。如瘾，吃一钱烟，服药二十丸，开水送下，早晚瘾前
服之。吃药之时，不许开灯。吃烟服药十日之后，其瘾若
无，饮食大进，药服完时精神倍增，百病尽除。服药一
料，可许除根，即有他症，亦霍然无虞。

加减回阳汤

专治上吐下泻，转筋阴寒，名曰霍乱，乃瘟疫流行，总属阴气从鼻口而入气管。气不行则血不行，气血凝滞而阴寒在里，伤人最速。元气即火，火被寒伤，则吐泻不止，有半日伤命者，有一两时而危者。一见腿抽便是腿上气少，一见胳膊抽便是胳膊上气少，如见眼胞塌陷，汗出如水，肢冷如冰，不论舌干口燥，大渴饮冷，放心速服加减回阳汤①，一剂可夺命②。

潞参一两　附子片五钱　干姜三钱　白术五钱，土炒　上元桂钱半，去皮，研　当归三钱，土炒　扁豆五钱，炒　半夏三钱蔻米五分，研　茯神三钱　伏龙肝三钱

水煎服。

除瘟化毒散

治一切咽喉肿痛，不论有蛾无蛾，总属血热瘀滞，不能养肝，或天气热极，或久旱不雨，或外省极热之地。此症在血分，决不可用风药发表。

葛粉三钱　酒芩钱半　生地钱半　土茯苓五钱　贝母钱半，去心　射干钱半　连翘一钱　归尾钱半　降香一钱　赤芍

① 加减回阳汤：原作"姜附回阳汤"，据书局本改。
② 夺命：救命。

一钱　人中黄一钱　莲子心一钱　牛子①一钱　生草一钱　霜桑叶一钱

　　水煎。

① 牛子：牛蒡子。

外科秘传奇方

护心散

治一切疔毒，先服能以护心，不致毒气入内。

绿豆粉五钱　朱砂五分，水飞　乳香一钱，去油　黄蜡一钱

共为细末，开水冲服。

葱矾丸

治一切疔毒，不论出于何处，浑身发烧发冷，大渴饮水，或不发渴，服此丸出汗自愈。

生白矾一钱　老葱白三寸

合一处捣烂为丸，开水送下。

甘菊汤

治一切疔毒，不论生于何处，服之自愈。

白菊花一两　金银花钱半　生甘草三钱

水煎，连服三四次。

搽①黄水疮散

炒焦黄柏、青黛、炒蛤粉各等分

共为细末，香油调搽。

瘰疬膏

治一切瘰疬，不论未溃已溃，日久不愈，贴之神效，七日一换，并贴一切恶疮，狼虫狗咬，奇效无比。

芝麻香油一斤　马钱子四两

将马钱子入油内煎枯，取出，再将油熬滴水成珠，入南黄丹六两，用东南方槐条、桑枝、柳枝、榆枝、桃条各三根捆成一把，搅匀，再研去油乳香一钱，去油没药一钱，血竭一钱，海螵蛸一钱，入内搅匀，取下，倾入冷水盆内，洗五十次，取出埋地下，过七天，取出听用。

秘传刀伤散

治一切刀伤，血流不止，尚②之立愈。

汗三七、琥珀、去油乳香、去油没药、生龙骨、血竭、土炒象皮、儿茶、海螵蛸各等分，研细面贮瓶。

---

① 搽：原作"擦"，据目录改。
② 尚：即上。

秘传接骨神丹

治一切跌打损伤，服之奇效。

公土鳖一个，去腿，瓦上微焙　去油巴豆一个　生半夏一个，约一钱重　去油乳香二钱　去油没药二钱　上朱砂二钱

合研细面，贮瓶内，勿令泄气。每付三厘，用好烧酒温热冲服。余家施此丹三十余年，救人甚多，费钱甚廉。州县官署内决不可少此药。

补中和血汤[①]

专治痫症，俗名羊羔风。或因惊恐而得，或由气而得，即是元气一时不能上转入脑髓。抽时正是活人死脑袋。活人者，腹中有气，四肢抽搐；死脑袋者，脑髓无气，耳聋，眼天吊如死。有先喊一声而后抽者，因脑先无气，胸中气不知出入，暴向外出也。正抽时，胸[②]中有漉漉之声者，因津液在气管，脑无灵机之气使津液吐咽，而津液逗留在气管，故有此症；抽后头痛昏睡者，气虽转入于脑，尚未足也。总要补气和血为主，决不可作风痰治之。每晚服补中和血汤，服十剂后，再服转气丸一料，可许除根。

生芪五钱　小洋参一钱　茯神钱半　丹参钱半　归身钱半

---

①　补中和血汤：原作"补中活血汤"，据其下文及目录改。
②　胸：原作"脑"，据《医林改错·脑髓说》改。

川芎钱半，炒　川贝一钱，去心　真降香一钱　石菖蒲一钱，盐水炒　麦冬一钱，去心　蔻米五分，研　巴戟天三钱，去心，盐水炒　生枣仁三钱　生草一钱　元肉三钱

水煎。

转气丸方

生芪五两　潞参三两　茯神三两　白术三两　当归五两
白芍五两，炒　熟地八两　山萸肉三两，蒸　山药五两，炒
芡实三两，炒　故纸一两，盐水炒　柴胡五钱　巴戟天五两，去心，盐水炒　桑螵蛸三两，盐水炒　砂仁一两，炒　霜桑叶一两

以上药合为细面，炼蜜成丸，如桐子大。每天早晚，盐开水送下三钱。

治吞洋烟方

生甘草一两，为末，开水冲，送下立解。

校注后记

一、作者生平考

张朝震，字东川，河南渑池人。生卒年月不详。有关张朝震生平的可考资料很少。目前搜集到的有：①《揣摩有得集》中刘鼎新的序言（以下简称刘序）；②《渑池县志》①（以下简称《县志》）的记载；③整理者访问张朝震家乡及其后人获得的资料：三本《张氏家谱》②及张氏后人的口述。

张氏后人张武勇③介绍，他曾见过张朝震的墓志，上载朝震生于道光年间，卒于光绪年间，享年64岁。道光二十一年（1841）修的张氏家谱中未载朝震，依据未满16岁不上家谱的张氏家规④，可知张朝震1841年未满16岁。据《揣摩有得集》序言，刘鼎新得见此书的时间当在光绪十一年（1885）至光绪十四年（1888）之间，而张朝震又自言"是集皆震三十年历经亲验之方也"。可以推知，张朝震的生年大约在19世纪20年代。

张朝震早年涉猎群书，精通多门学科。少时"于书无

---

① 渑池县志：民国十七年（1928）石印本。
② 张氏家谱：张氏后人收藏的家谱有三，道光年间本，民国时期本，1989年新整修本。
③ 张武勇：张氏后人。《张氏家谱》记其为第十九世。
④ 张氏家规：访自张氏后人张武勇。

所不读，理学、医学、地学、星学，各家言悉为精"。（1989 年版《张氏家谱》中马丕瑶①言）而至 20 岁以后时，却放弃了当时人们最为重视的科举入仕之道，专攻医学与星命之学，从此一生专研，成就非凡。于医学，"凡所诊治，无不立效，尤精小儿科"，"治危险怪症应手而愈"（刘序）。主要著作即今整理的《揣摩有得集》。另据张氏后人张武勇介绍，"文革"之前他曾见过张朝震的诊疗医案记录，系朝震之子丕勋的手抄本，可惜毁于"文革"之中。于星命之学，《县志》记其"善星命，言人休咎，如响应声"。刘序中记其有《命学集验》一书，《县志》记录有《星命集验》行世，或当皆为星命方面的著作，然而《家谱》不载，张氏后人也不曾听说，整理者亦尚未找到有关著作，所以二者是否为同一部书、是否面世尚难确定。

　　张朝震一生淡泊名利。"弱冠弃举子业，专攻岐黄及星命之学"（刘序）即是最好的说明。直到晚年，才不知何因，做了一个代理小官——山西巡政厅②署理③城县正堂，应是刘序中提及的"摄潞城捕廉事"一职，亦即"典史"。而不久就又"卸捕篆"，辞去了这一官职。民国时期的《张氏家谱》只记载有此官职，《县志》亦记其"仕至

---

　　① 马丕瑶：字玉山（1831－1895 年），曾任过两广的巡抚，与张朝震交好。
　　② 巡政厅：县级衙门。主要负责维持地方治安。
　　③ 署理：官员出缺或离任，由别人暂时代理或兼摄。

潞城典史"。而1989年新整修印制的《南庄村张氏家谱》中，记载张朝震"后又升为山西省牛痘局正堂"，或与张朝震善医有关。对于张氏的为官，马丕瑶曾赞其："求精知学富，官小不言贫"，"胸怀洒落，名利澹如①，盖一代贤才而隐于下僚者也"。至于世人孜孜以求的名声，"东川淡泊寡营，无好名意"（刘序）。正是由于淡泊寡营，无好名意，所以刊刻《揣摩有得集》一书，并非张朝震本人主张：张氏既没想扬名，也无经费刻书。而是"素善病，得东川益良多"的潞安府知府刘鼎新，"欲推其惠于世"，"不欲其学之终秘"，而出资刻印的。

张氏晚年回到家乡，穷困潦倒，在南庄村终其一生，葬于故土。今其坟尚存。

二、著作与流传考证

《揣摩有得集》为清末河南渑池医家张朝震所撰之经验方书。全书一卷，分为小儿科、妇科、男科、外科四个部分，共载方101首。其中小儿科37首，妇科21首，男科杂症33首，外科秘传奇方10首，均为作者"三十年历经亲验之方"。具体成书时间不详。

（一）版本考证

查找《中国中医古籍总目》等有关资料，得《揣摩有得集》一书的版本信息多条：清光绪14年戊子（1888）

---

① 澹如：恬淡貌，指淡泊，不追求名利。

上党刻本，清光绪14年戊子（1888）刻本，清光绪十四年戊子（1888）自序刊本，1936年上海中医书局铅印本，1955年上海中医书局铅印本，即《揣摩有得集》有木刻本和铅印本两类，存于多家图书馆。

经多方版本调查，结果如下：

本书初刻于清光绪十四年（1888），由本书序言作者，当时的潞安府知府刘鼎新出资刻印。潞安古称上党，故此版本亦称为上党本（存于河南中医学院图书馆和中国中医科学院医史文献研究所）。此本内封天头刻"光绪十四年新刻"，书名右上方为"中州张东川编辑①"，左下方为"上党郡廨藏板"；序言后刻有"鼎新""恒轩"和"冯翊郡人"三个图记；正文首页有书名"揣摩有得集""渑池张朝震东川甫著，表侄杨骏谟子明校字"。四周文武双栏，上大黑口，上黑鱼尾，版心刻有"××目录"或"××科"及页码，每半页八行，行二十字。

另一刻本，也登记为"清光绪14年戊子（1888）刻本"（存于中国科学院图书馆）。此本除内封与上党本基本相同（左下方"□党郡廨藏板"之"□"处，纸张破损，只留一点儿墨迹，当为"上"字）外，其余皆有不同：首先，书口或上下大黑口，或白口，或上大黑口，且忽黑忽白，黑口、白口轮流不等页出现，较为混乱；上党本统一

---

① 辑：河南中医学院存本（底本）封面破损，修补时书名中"得"字补全笔画，而"辑"字漏补。

为上大黑口。其次，序言为另刻，文字多处与上党本不一，多为加字，序言后无上党本所刻之"鼎新""恒轩""冯翊郡人"三个图记。第三，目录内容、文字刻写均同上党本，只是书口不同。第四，正文页或刻写与上党本不一，或刻写相同而书口不一，文字较上党本以增多为主。末页末尾处无"治吞洋烟方"。由上判断，此本似为利用旧版，部分挖补、部分重刻而成，为假冒的清光绪十四年戊子（1888）刻本。清光绪十四年戊子（1888）自序刊本未见到，有关资料登记的清光绪十四年戊子（1888）自序刊本，经查实为"清光绪 14 年戊子（1888）刻本"，即假冒本。

第三个版本是民国二十五年（1936），上海中医书局出版的铅字本。此本四周双边，上黑鱼尾，下黑口，上白口处印有书名"揣摩有得集"，版心印有页码，每半页 12 行 30 字，小字双行字数不等，线装。此本由国光印书局印刷，扉页书名由秦伯未先生于丙子六月题署，书尾有"浑源县高建勋冠时藏书，男之恒校"字样。

第四个版本是 1955 年，上海中医书局再次出版的铅字排印本。此本无栏无边，繁体竖排，每页上方印有页码。

今次整理，确定以河南省图书馆所藏上党刻本为底本，以民国二十五年（1936）铅字本为主校本。

（二）各版本目录失误考证

1. 在初刻的上党本中，第四部分的目录名"外科秘传奇方"漏刻，致使其下十方合入第三部分"男科杂症"目录条下。而上海中医书局在民国二十五年（1936年）出版的铅印本以及1955年再次刊行的铅印本当中，都没有纠正此误，导致后来在书目信息填写时出现失误，如"提要文摘附注"栏填写为："本书所列儿科、妇产科、男科等方剂，均系作者多年临床之经验。"（福建中医药大学图书馆书目检索系统）而不提"外科"。今据正文内容，在"护心散"前补出"外科秘传奇方"条目。

2. 在初刻的上党本中，第一部分"小儿科目录"条后，计数为"凡三十七方"，与正文中本部分的方剂实际数目一致。但由于目录中"补脾汤""调中汤""温中汤"三方漏刻，导致目录列方实数就只有三十四首。后来的两个铅印本不察此误，且都据目录中的方数改作"凡三十四方"，错上加错。今据正文内容，补齐三方目录。

3. 在初刻的上党本中，因前述原因目录中"外科秘传奇方"与"男科杂症"方混为一类，故总计为"凡四十二方"。而"四十二"之数亦误：按实际刻出的药方目录数是"四十一"，根据正文则应是"四十三"——目录中又漏刻两方。后来的两个铅印本不察此误，反而据目录实数改作"凡四十一方"，是错上加错。今据目录前后文例，在"除瘟化毒散（治喉肿痛至效）"条目后面，补出方数"凡三十三方"；另据正文内容，补出"外科秘传奇方"之名后，再补出两个漏刻方名"秘传刀伤散"

"治吞洋烟方"，改"凡四十二方"为"凡十方"。补齐目录。

三、学术思想简介

张氏医学学术思想主要体现在《揣摩有得集》一书中，此书是其"苦心孤诣，研求医理"的结晶。张氏曾对刘鼎新言："读古人医书，当融会其理，理既悟，然后察地气之燥湿，酌时令之寒燠，审病体之强弱，随症施药，不可拘古人成迹。"此言道出了书名的内涵。其揣摩所得的精华浓缩在其所创制的方剂中，学术上受明代薛铠、薛己父子和清代王清任影响较大。张氏的方药至今对临床仍有实用价值，正如余瀛鳌先生所做的中肯评价："据证所拟诸方，又多属配伍精当，有一定法度；对处方中药物的炮制和服用法等方面，也有较严格的要求[①]。"

（一）遥承薛氏父子，滋养化源

明代医家薛铠、薛己父子临证以滋其化源、脾肾同治为最大特色，常以补中益气汤或六君子汤培补中土，以六味丸或八味丸滋肾益火，或以汤剂送服丸，或采用朝夕同补法，治疗顽疾获得佳效。张氏承薛氏父子对《素问·六元正记大论》滋其化源的发挥，也注重后天脾胃。

对儿科疾病的诊治，薛氏父子重视脾胃之气，如《保

---

① 余瀛鳌. 张朝震《揣摩有得集》简介. 河南中医，1981，（2）：39～40.

校注后记
四九

婴撮要·胃气虚寒》云："胃为水谷之海，六腑之大源，人身气血脏腑，具由胃气而生……在小儿虽得乳食，水谷之气未全，尤仗胃气，胃气一虚，则四脏俱失所养矣。"

受此影响，张氏在其著作篇首即明言："小儿初生，虽属纯阳而未受五谷，脾胃嫩弱，一有病，切忌攻下凉散之味，使元气受伤，转轻为重，总宜和中养脾为主。"因此，强调要"培养得宜，方保无疾"，特别是"弥月以及周岁"及三四岁这两个阶段，前者"正值乳食，而饥饱寒热"，后者"饮食不节，寒暑不慎"，若"稍有不当，即变幻百端"，引起的种种后果，皆是因为"中气伤，脾胃虚"，当"温中健脾"，可使"千百之中可无一失"。

在儿科所载的三十七首方中，除胎毒散（外用）、暑风散、秋风散、肿脖喉痛方、肿脖喉痛阴寒方、养血清胃汤、汤火烧散（外用）七方外，其余三十首方皆重视顾护脾阳，脾得健运，则脾升胃降有序，气血生化有源，元气得充，即使有疾，正气驱邪有力，邪易退病易愈。在这三十首方中，频数超过十次的药物依次是蔻米（即白豆蔻）、扁豆、白术、潞参、法夏、云苓，此外，砂仁、木香、陈皮、橘红、青皮、姜（干姜、炮姜）、附子、桂（官桂、上元桂）、小茴香、丁香等，这些药分别出现在不同的方中，体现了张氏温中健脾，行气化湿的儿科疾病治疗思路。

（二）学宗王清任，创立新方

在本书中，张氏多次引用《医林改错》中的有关论述（惜未标出处），并根据王氏的气血理论与脑髓学说创立新方。

1. 气通血活，疾病可除

张氏深谙前辈王清任的气血理论。王氏云"治病之要诀，在明白气血，无论外感内伤，要知初病伤人何物，不能伤脏腑，不能伤筋骨，不能伤皮肉，所伤者无非气血"（《医林改错·上卷·气血合脉说》）。临证时王氏多从气虚、血瘀立论。张氏根据王氏"气通血活，何患病之不除"的治疗原则，创立新方治疗各科疾病。

调经汤"治妇女一切月经不调"，无论月经先期、后期、量多、量少、痛经、经期呕吐、发烧、肝血痨及常年不孕，"服之皆效"，是其治疗月经病执简驭繁的体现，利于临床医生学习和掌握。该方以四物汤养营和血为基础方，泽兰叶苦温，有活血而不伤血，补血而不滞血的特点，故重用之；元胡、川楝子即名方金铃子散，合青皮清肝经之郁热，行肝经之气滞；木香、砂仁芳香醒脾，槟榔、焦楂消积导滞，利于经血的化生与运行；小茴香温阳散寒以暖子宫；生甘草调和诸药。该方集补、行、寒、温于一体，肝之疏泄有时，先期者得寒则后，后期者得温则前，量多者得摄则少，量少者得行则多，荣则不痛，通则不痛，则痛经可除，经调则易有子。

治疗妇女精神神志病的和血汤，症见"哭笑怒骂，不顾羞耻，刀斧不怕"，张氏认为是"气血瘀滞"所致，"和血"自愈。与调经汤相比，去熟地、砂仁、青皮、小茴香，加熟军、桃仁、红花、丹参、降香，以加强活血的力量，含有仲景治疗蓄血证的抵挡汤之意，只不过逐瘀的力量遣比虫类药较弱而已。

2. 灵机在脑，宜补气血

王清任倡立脑髓说，他通过长期的观察，不仅总结出：耳之听、目之见、鼻之闻、舌之言统归于脑的观点，而且，从小儿生长发育的过程中认识到脑主意识的功能。对于痫症的发病机理，王氏认为："即是元气一时不能上转入脑髓，抽时正是活人死脑袋。活人者，腹中有气，四肢抽搐；死脑袋者，脑髓无气，耳聋，双眼天吊如死；有先喊一声而后抽者，因脑先无气，胸中气不知出入，暴向外出也。正抽时胸中有漉漉之声者，因津液在气管，脑无灵机之气，使津液吐咽，而津液逗留在气管，故有此声。"（《医林改错·上卷·脑髓说》）遗憾的是，王氏并未提出相应的治法与方剂。

根据王氏的阐述，"脑髓中一时无气，不但无机灵，必死一时，一刻无气，必死一刻"，设法使脑髓中有气成当务之急，但是按照传统中医以五脏为核心的理论体系，是无法制定治法和遣方处药的。张氏另辟新径以达目的，其创立的补中和血汤、转气汤，二方方名本身就值得玩味。《素问·玉机真脏论》云："脾不及则令人九窍不通，名曰重强。"《素问·通评虚实论》云："头痛耳鸣，九窍不通利，肠胃之所生也。"据此李东垣阐述"脾胃虚则九窍不通论"，脑在人体最顶端，虽不属人体的苗窍，但人体上窍全与脑相关，通过补脾胃之气才能实现"清阳出上窍"，补中者，补脾胃之气；因"血为气之母"，故还需同时和血，血和则能载气上行；转气者，把脾胃所补之气转运至脑髓之谓。"汤者荡也"，发作期当用汤剂，"丸者缓也"，间歇期以丸剂巩固，减少发作频率。若因为"正抽时胸中有漉漉之声"，"津液逗留在气管"，拘于"怪病多痰"之说则误矣，故张氏强调"绝不可作风痰治之"。

补中和血汤与张氏另一首方养心安神汤，其共同的药物有生黄芪、小洋参、归身、川芎、茯神、贝母、麦冬、石菖蒲、生草。后者主"时不遂心，徒然不省人事，周身软而不言，俗云中风不语，非也，乃属用心过度，气血两亏"。由此可见，张氏虽赞成王清任"灵机记性不在心在脑"之说，但是其所制方剂仍未脱离"心主神明"的理论指导。以生芪、小洋参（即西洋参）大补元气，"补气即所以强心，心强自能鼓动血液上荣，脑得阳气温煦与阴血滋荣"，何患脑中无气而痫症发作；丹参、归身、川芎、真降香以和血；佐以石菖蒲化湿开窍；枣仁、茯神、桂圆肉养心安神；川贝、麦冬滋养肺阴以助心行血；蔻米温中健脾防桂圆肉、川贝、麦冬之滋腻以碍脾之运化，《本经》言巴戟天"安五脏，补中"，五脏安，则能正常发挥"心主神明"的功能。

转气丸，此方系八珍汤、六味地黄丸、逍遥散的合方加减而成，以八珍汤合生黄芪大补气血，熟地、山萸肉、山药、补骨脂、巴戟天、桑螵蛸温补肾气，砂仁温中行气以制约熟地之滋腻，柴胡疏肝理气，并合生黄芪有升提之功，霜桑叶肃降肺气，与柴胡共同实现左升右降的格局。肺脾肝肾四脏同治，气血并调，先后天齐补，脑髓之气得充，能升能降，可使脑髓之气实现推陈致新。

（三）不拘守陈方，善于化裁

刘序言，张氏"从不抄袭陈方"，本书所载诸方都是张氏经临证体悟，或自创之方，或加减化裁前代医家之方。

少腹逐瘀汤，本方原系王清任《医林改错》中诸逐瘀方剂之一，张氏只改两味药，即把方中的"失笑散"易成泽兰叶、桑螵蛸，而主治内容基本上照搬原方，即"去疾，种子，安胎"。《本经》载"泽兰，味苦，微温，主乳妇内衄，中风余疾，大腹水肿，身面四肢浮肿，骨节中水，金创，痈肿，疮脓""桑螵蛸，味咸平，主伤中，疝瘕，阴痿，益精，生子，女子血闭，腰痛，通五淋，利小便水道"。可知，泽兰叶、桑螵蛸二药均可活血利水，对于兼证"粉红兼白带"而言更合拍，因傅山云"夫带下俱是湿病"；泽兰"根萼紫黑，禀少阴水火之气""茎青节紫……禀厥阴之木气"，合桑螵蛸可补肝肾，益精血，利于种子、安胎；盐水炒桑螵蛸味咸可软坚散结；泽兰叶、桑螵蛸二药通中寓补，虽改两味药，但与主症及兼症亦能吻合。

加减桂枝汤，即在仲景桂枝汤的基础上加上白豆蔻米、扁豆。小儿稚阴稚阳，桂枝汤药性温和，而仲景亦用来治疗妊娠恶阻，"外证得之，解肌和营卫"，故加上两味药极适于治疗小儿风寒感冒并伴有吐泻；"内证得之，化气调阴阳"，加白豆蔻、扁豆两味，温中健脾，合钱乙"慢惊合温补"之旨。

"异功散"，张氏在钱乙方的基础上加一味白豆蔻，使其温中止呕力量增强。

加减平胃散，在平胃散的基础上加白豆蔻、扁豆以加强化湿运脾之力，苏梗、槟榔行气导滞，当归养血和营，少佐黄芩清泻郁热，并防诸辛温燥烈之品伤津。

加味八味丸，即在金匮肾气丸的基础上，加巴戟天、菟丝子、韭子以温补肾阳，远志、芡实均可"强志"（见《本经》），茵陈合茯苓、泽泻以祛下焦湿邪，则肾气得固，遗精、白浊可止。

（四）戒毒与戒烟

清末中国人深受鸦片之毒害，用中医药戒毒与戒烟是当时医学界的新课题，今日看来仍有实际意义。张氏单用生甘草为末，开水送服以解鸦片之毒。断烟无忧丸，方义难以理解，重用玉米，因为玉米与烟草原产地皆在美洲，或为一物降一物之意。玉米色黄，入脾胃经，能调中健胃；用烟灰，其意与张大昌先生用豆豉治疗肿瘤，李可先生用白果壳解白果毒类似，系"解铃还须系铃人"；用罂粟壳，因长期吸烟的人咳嗽较严重，一般药材乏效，而罂粟壳味酸涩，可用来止咳。至于疗效，是否如张氏所言"药服完时精神倍增，百病尽除，服药一料，可许除根"，需要实践去检验。

方名索引

总 书 目

I

本　草

药鉴

药镜

本草汇

本草便

法古录

食品集

上医本草

山居本草

长沙药解

本经经释

本经疏证

本草分经

本草正义

本草汇笺

本草汇纂

本草发明

本草发挥

本草约言

本草求原

本草明览

本草详节

本草洞诠

本草真诠

本草通玄

本草集要

本草辑要

本草纂要

识病捷法

药性纂要

药品化义

药理近考

食物本草

见心斋药录

分类草药性

本经序疏要

本经续疏证

本草经解要

青囊药性赋

分部本草妙用

本草二十四品

本草经疏辑要

本草乘雅半偈

生草药性备要

芷园臆草题药

新刻食鉴本草

类经证治本草

神农本草经赞

神农本经会通

神农本经校注

药性分类主治

艺林汇考饮食篇

本草纲目易知录

汤液本草经雅正

新刊药性要略大全

淑景堂改订注释寒热温平药性赋

方　书

医便